AF603242

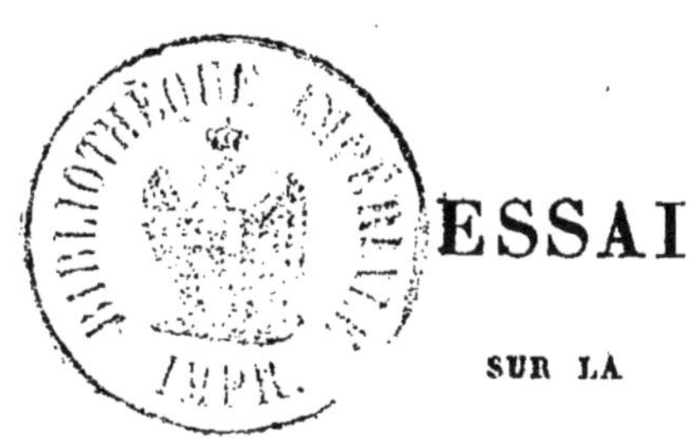

ESSAI

SUR LA

PNEUMOLARYNGALGIE,

OU

Asthme aigu.

IMPRIMERIE DE SELLIGUE, RUE DES JEUNEURS, N° 14.

ESSAI

SUR LA

PNEUMOLARYNGALGIE,

OU

Asthme aigu,

PAR L. SUCHET,

DOCTEUR EN MÉDECINE DE LA FACULTÉ DE PARIS, ANCIEN MEMBRE CORRESPONDANT NATIONAL DE LA SOCIÉTÉ DE LA MÊME FACULTÉ, DE CELLE DES SCIENCES, ARTS ET BELLES-LETRES DE MACON, EX-MÉDECIN ADJOINT DE L'HÔPITAL CIVIL DE CHALONS-SUR-SAÔNE.

Prima basis curandorum morborum, est recta eorumdem cognitio, atque debitum unius ab alio discrimen.

GEORG. BAGLIVI, oper. omn., cap. VIII.

A PARIS,

CHEZ GABON, LIBRAIRE,

RUE DE L'ÉCOLE DE MÉDECINE, N° 10;

A MONTPELLIER, CHEZ LE MÊME LIBRAIRE;

A BRUXELLES,

AU DÉPÔT DE LA LIBRAIRIE MÉDICALE FRANÇAISE.

1828.

AVANT-PROPOS.

Celui qui n'estime un livre que quand il est volumineux, portera sans doute sur cet essai un jugement peu favorable. Je n'ambitionne point les éloges de la multitude, je serai assez récompensé si j'obtiens le suffrage des vrais médecins.

N'ayant présenté cet opuscule à aucune compagnie savante avant de le publier, on s'étonnera de ma hardiesse. Que le lecteur se rassure, il ne saurait être entièrement défectueux : Percy, dont la franchise égalait les immenses connaissances, auquel une ébauche de cet écrit a été soumise avec un petit fascicule d'autres mémoires nosographiques, m'a engagé à le livrer à la presse. Convaincu, du reste, de la faillibilité des plus grands génies, et davantage encore de la mienne, je m'empresserai de profiter de toutes les objections judicieuses qui pourraient être faites sur la doctrine émise dans cette production.

J'écrivais au célèbre baron que je viens de citer, le 18 septembre 1824 : « J'ai soumis en 1819 à la critique éclairée du docteur Emonnot, médecin très-distingué de la capitale, un faible écrit (1), et, d'après son conseil, il fut remis à M. Duméril, secrétaire de la société de la

(1) Topog. phys.-méd. de Châlons-sur-Saône. Paris, 1820, in-8°.

Faculté de Médecine de Paris. Sa mort m'ayant privé de ses précieux avis, j'espère que vous voudrez bien avoir la bonté de lire le manuscrit ci-joint, et de le présenter à l'Académie royale de Médecine, si vous croyez qu'il mérite cet honneur, etc. »

Voici ce qu'il me répondit le 1er octobre de la même année :

« Mon cher Suchet, hier en arrivant à Paris, d'où je repars après-demain, on me remit votre manuscrit que je parcourus à la hâte, et dans lequel je trouvai néanmoins des choses intéressantes. Je regrette que vous m'ayez choisi pour le patron de cet ouvrage; je vis à la campagne, et n'ai plus aucun goût ni aucun courage pour les sciences. Celle de me faire durer encore quelques années est la seule qui ne me *fastidie* pas. J'ai 70 ans et beaucoup d'infirmités. Il faudrait que vous publiassiez sans intermédiaire votre écrit; cela vaudrait mieux pour vous et pour lui. . . . . . .
. . . .
. . . .
. . . .

» Je désirerais avoir de meilleures nouvelles à vous donner; mais il faut que vous sachiez à quoi vous en tenir; et je n'ai pas coutume de donner de l'eau bénite de cour.

» Tout à vous, et bien cordialement. »

Loin de moi la pensée, en faisant connaître cette lettre, de chercher à verser la moindre défaveur sur l'Académie royale de Médecine. Plus que personne,

Percy savait apprécier, et les éminens talens de ses membres, et leur probité littéraire; mais il savait aussi, ce que j'ai peu tardé à apprendre moi-même, que ces éloges ne sont pas applicables à tous; et sa plume était trop loyale pour ne point tracer les mots : *sans intermédiaire* (1).

Pour mettre de l'ordre dans cette composition, je la diviserai en deux parties : la première comprendra neuf histoires particulières; la seconde la bibliographie de l'asthme aigu, sa synonymie, sa nature, son siége, ses causes, ses symptômes, sa durée, ses terminaisons, son pronostic, ses caractères anatomiques, son traitement, etc.

Qu'on me permette de dire avec le célèbre chirurgien

(1) M. le docteur Lagneau, dont on se plaît à louer les talens distingués, et comme praticien, et comme écrivain, vient de m'adresser une lettre dont j'extrairai textuellement le passage suivant : « Quant à mon opinion sur votre travail, opinion que votre modestie » vous porte à me demander avec franchise, je ne puis qu'approuver » et fortifier, en tant que de besoin, ce qu'en pensait et vous en écri» vait notre vénérable patriarche Percy. Une monographie qui peut » servir à faire reconnaître avec plus de facilité et de précision qu'on » ne l'a fait jusqu'à présent, le vrai caractère d'une maladie qu'on a » probablement souvent confondue avec le croup, le catarrhe suffocant » ou l'angine de poitrine; cette monographie, dis-je, ne peut qu'être » utile, très-utile à l'avancement de la science. Elle a surtout le mé» rite d'avoir pour base des observations recueillies aux lits des ma» lades; et vous savez, mon cher confrère, que c'est surtout ce que » les praticiens recherchent dans un ouvrage qui doit leur servir de » guide. »

de Pavie (1), en terminant cet avant-propos, « que je ne crois pas que les praticiens les plus renommés de notre époque puissent regarder ce travail comme inutile, uniquement parce qu'il ne renferme peut-être pour eux nulle chose de grande importance, ou trop peu de nouveau : *Nè voglio credere che i più rinomati pratici de' nostri giorni siano per riguardare come inutile questo lavoro, unicamente perchè non contiene forse cosa alcuna di grande importanza per essi, o assai poco di nuovo per essi racchiude.*

J'ai fait tous mes efforts pour être clair, pour n'omettre rien d'essentiel, et pour être le plus bref possible.

---

(1) Saggio di osservazioni et d'esperienze sulle principali malattie degli occhi, di Antonio Scarpa, prefazione, p. 5. Pavia, 1801.

ESSAI

SUR

LA PNEUMOLARYNGALGIE,

OU

ASTHME AIGU.

PREMIÈRE PARTIE.

HISTOIRES PARTICULIÈRES.

Première observation (1).

Le soir du lundi 15 mars 1762, on s'aperçut qu'un enfant de quatre ans avait une toux avec chatouillement au larynx, et qu'il éprouvait quel-

(1) Observat. sur l'asth. et sur le croup, par J. Millar, trad. de l'angl. par L. Sentex, p. 29. Cette version est fautive; le mot *hoeping-cough* a été rendu par celui de *croup*, et il signifie *coqueluche*.

que difficulté dans la respiration. Ces symptômes augmentèrent graduellement, sans laisser soupçonner aucun danger jusqu'au mardi après midi. Ils parurent alors extraordinairement aggravés : la respiration était devenue très-difficile ; elle était accompagnée d'un son de voix dur, désagréable, et semblable à un croassement ; les épaules étaient élevées ; un mouvement convulsif agitait les muscles abdominaux. Dans l'espoir de faire disparaître ces symptômes violens, sans prendre aucun avis convenable, on tira à l'enfant *quatorze onces de sang*. (La traduction des mots soulignés est sans doute fautive.) La saignée parut le soulager un peu, mais les accidens reprirent bientôt avec plus de force ; on lui donna un lavement d'assa-fœtida, il le garda ; on lui fit des fomentations sur l'estomac et sur le bas-ventre ; on lui frotta ces parties avec un liniment camphré ; mais il ne prit aucun remède interne.

Vers les six heures du soir, je le vis pour la première fois, et je pris connaissance de toutes les circonstances qui avaient précédé. Le pouls était faible et profond. L'urine, rendue avec quelque difficulté, était claire et peu abondante ; le sang était brillant ; sa partie coagulable était sans consistance, sa partie séreuse trouble et d'une couleur plus brunâtre qu'à l'ordinaire. La respiration ne s'exécutait qu'avec une voix croassante et une cruelle agonie. La figure était livide, les lèvres noires, les yeux creux et à demi fermés, les extrémités froides et les convulsions fréquentes. Quoique dans cet état il y eût peu de secours à attendre de la médecine, comme l'assa-fœtida avait été prescrit avec succès dans des cas tout-à-fait désespérés, je le fis administrer à larges doses et à plusieurs reprises. Après en avoir fait usage l'enfant rendit une grande quantité de vents, et parut un peu soulagé; mais les convulsions ayant recommencé avec la même violence, il mourut en peu d'heures.

Deuxième observation (1).

Le matin du 26 janvier 1766, un enfant mâle, âgé de 18 mois, d'une santé parfaite et d'une extrême vivacité, fut tout à coup attaqué d'une grande difficulté de respirer. Le lendemain, quand je le vis pour la première fois, à neuf heures du matin, il respirait si difficilement qu'il paraissait menacé d'une prompte suffocation. Sa figure était livide, son pouls faible, profond et accéléré. Il avait les extrémités froides; il éprouvait de vio-

(1) Millar, ouvr. et trad. cit., p. 30.

lentes convulsions dans les muscles abdominaux, et avait l'*estomac et les intestins très-tuméfiés.*

Je lui fis prendre, de demi-heure en demi-heure, une cuillerée de dissolution d'assa-fœtida; je prescrivis sur-le-champ un lavement avec la même dissolution; on lui appliqua un vésicatoire entre les épaules; on lui fit sur l'estomac et le bas-ventre des fomentations et des frictions avec un liniment volatil. Quand le lavement eut produit son effet il parut soulagé; mais la difficulté de respirer ne tarda point à revenir. Elle continua presque sans relâche pendant toute la journée; l'enfant éprouvait cependant par tout le corps une chaleur plus naturelle, et sa figure, quoique très-colorée, n'avait plus le teint livide que j'avais observé d'abord.

Le soir, il rendit une grande quantité de vents, et fut très-soulagé : les rémissions devinrent plus longues, les accès furent moins douloureux. Il dormit bien pendant la nuit, et, le 28 mars, la maladie prit un caractère moins inquiétant. Pendant la rémission, j'ordonnai un scrupule de quinquina de deux heures en deux heures, et je recommandai de continuer la dissolution d'assa-fœtida aux approches des accès.

Le soir son pouls, qui avait été si faible et si précipité qu'il était impossible d'en calculer les pulsations, était devenu plus fort et plus développé. Il battait cent douze fois par minute : on donna un autre lavement à l'enfant. Au commencement de la nuit il eut de fréquens vomissemens et deux évacuations; mais ensuite il dormit bien.

Le 29 matin, le mieux était beaucoup plus sensible, et le pouls ne donnait plus que cent quatre pulsations par minute; mais comme la respiration était encore gênée, je prescrivis la continuation des mêmes remèdes.

Le 30 matin, il parut tout-à-fait rétabli ; mais afin de fortifier l'économie et de prévenir une rechute, je lui fis administrer deux ou trois doses de quinquina par jour, jusqu'au recouvrement entier de ses forces.

Du 27 au 29 il consomma une once d'assa-fœtida : on lui en donna six gros en lavement, et il prit en outre pendant le même espace de temps, et dans les intervalles, dix scrupules de quinquina.

Troisième observation (1).

Le soir du 28 février 1764, je fus appelé pour une enfant d'un an et demi, sevrée depuis quatre

(1) Millar, ouvr. et trad. cit., p. 33.

mois. A l'espèce de croassement qu'elle faisait entendre durant sa respiration, il m'aurait été facile de prononcer, *même avant d'être entré dans la maison*, que l'asthme était sa maladie principale.

On l'avait vue, un jour ou deux auparavant, respirer avec quelque difficulté; mais on avait attribué cet accident à un rhume, et on ne l'avait jugé digne d'aucune attention. Dans la nuit du 27, elle éprouva un violent accès d'asthme qui alarma d'autant plus sa mère, qu'elle avait déjà eu deux enfans attaqués de cette maladie, et que l'un d'eux y avait succombé. Le lendemain matin, l'enfant était si bien qu'on imagina que la maladie était terminée; mais le soir du 28, elle reparut avec plus de violence, et ce fut alors que je fus appelé pour la première fois.

Elle éprouvait des frissonnemens. Son pouls était faible, profond, et d'une telle célérité qu'on ne pouvait en compter les pulsations. Sa figure était rouge, sa respiration extrêmement embarrassée. On lui avait mis une sangsue au cou, mais elle avait donné peu de sang : on avait appliqué à la malade un vésicatoire entre les épaules.

Je prescrivis les mêmes remèdes que dans le premier cas : la chaleur se développa bientôt, la malade respira plus librement, et son pouls devint plus régulier et plus fort. Elle prit dans la nuit deux gros d'assa-fœtida, et un lavement dans lequel on en fit dissoudre une pareille quantité; elle expulsa beaucoup de phlegmes, et eut trois évacuations.

Elle respirait encore avec peine le 29 matin; mais sa voix était moins croassante. Comme le vésicatoire n'avait rien produit, on lui en appliqua un autre sur le côté, et on lui fit prendre toutes les heures une cuillerée de décoction de quinquina. La nuit, son pouls battait cent quarante-quatre fois par minute (1), et était plus profond que dans la matinée; c'est pourquoi on lui mit aux pieds des cataplasmes irritans : elle en ressentit quelques douleurs, et trouva moyen de s'en débarrasser; mais ils furent replacés, et elle les garda pendant la nuit.

Le matin du premier mars, son pouls avait plus de force, et, sans être complétement libre, sa respiration était cependant moins embarrassée. Depuis le commencement de la maladie, la malade n'avait pas rendu de mucosités par le nez; mais dès ce moment celles-ci commencèrent à couler librement.

---

(1) Il est bon de rappeler que, dans les premières années de la vie, le pouls bat jusqu'à cent quarante fois par minute.

L'urine, auparavant peu abondante, et d'une couleur pâle et limpide, devint trouble; elle déposa un léger sédiment.

On continua la décoction, et la dissolution d'assa-fœtida fut aussi donnée a propos. On recommanda une diète sévère; on proscrivit toutes les nourritures propres à produire des vents. Le deuxième jour, la malade paraissait parfaitement bien, son pouls était devenu lent, plein, son urine était facile et en quantité suffisante. Le premier régime fut continué, et le quinquina prescrit pendant quelques jours. L'assa-fœtida ne paraissait plus nécessaire; on en suspendit l'usage.

Quatrième observation (1).

Le fils d'un portier, rue du Colombier, âgé de deux ans, sevré depuis environ six mois, très-gras et très-replet, d'une constitution lymphatique très-prononcée, éprouva une toux assez violente dans les premiers jours du mois de mai; cette toux était convulsive, mais peu inquiétante.

Je fus appelé pour voir cet enfant le 17 mai 1808, au matin : je le trouvai couché, mais se re-

---

(1) F.-J. Double, *Traité du Croup*, p. 315. Paris, 1811.

dressant fréquemment sur son lit. Il avait une grande difficulté à respirer et beaucoup d'opression; la respiration était souvent courte et fréquente; elle se faisait à l'aide des muscles abdominaux beaucoup plus que dans l'état ordinaire; le visage était bouffi et rouge; l'enfant toussait fréquemment, et sa toux sèche se terminait presque toujours par des vomituritions. Les battemens du pouls, biens moins prononcés qu'ils ne le sont à cet âge, se faisaient d'ailleurs d'une manière concentrée; le pouls était serré et vibratil; il y avait un resserrement convulsif des mâchoires.

Un chirurgien qui avait vu le malade attribuait tous ces accidens à la dentition.

Aux symptômes que j'avais notés, je ne tardai pas à soupçonner l'existence de la maladie dont nous devons la première description à Millar; je regardai cet enfant comme étant dans un accès d'asthme aigu.

Je fis appliquer six sangsues sur la région de la poitrine; on administra un lavement avec la décoction de camomille; je prescrivis une infusion de feuilles de lierre terrestre et d'oranger, et toutes les demi-heures une cuillerée à café de la potion suivante :

Extrait sec de quinquina, deux gros; esprit de Mindererus, quinze gouttes; sirop d'éther, demi-once; eau de fleur d'orange, une once; eau de mélisse citronnée, trois onces.

Le 18 au matin, il y avait un calme en apparence satisfaisant; tous les accidens avaient sensiblement diminué; l'enfant demandait à manger. Cependant l'état serré et vibratil du pouls, la respiration encore assez gênée, l'urine très-claire et rendue en petite quantité, me laissaient craindre un accès plus ou moins prochain. J'ordonnai la continuation des mêmes moyens et les vésicatoires aux jambes. L'enfant, qui était naturellement gros mangeur, prit à peine quelques gouttes de bouillon gras.

Le 19 au matin, j'appris que l'enfant, qui s'était d'abord livré à un sommeil assez profond, s'était réveillé subitement et en sursaut en poussant un cri très-douloureux, et se levant subitement sur son séant; que dès ce moment tous les symptômes qui avaient eu lieu le premier jour, 17, s'étaient renouvelés avec encore plus d'intensité, et que l'enfant avait été bien plus malade. Lorsque je le vis, je lui demandai où il avait mal; il porta ses mains sur sa poitrine, pour indiquer sans doute la constriction et le resserrement qu'éprouvent les organes de cette cavité dans la maladie qui nous occupe.

Aux moyens déjà indiqués, j'ajoutai des frictions sur toute la région de la poitrine avec le liniment volatil; je fis dissoudre un gros d'assa fœtida dans la potion prescrite, et deux gros dans le lavement.

Cet accès, qui avait débuté vers une heure du matin, se continua jusqu'à la nuit suivante; et ce ne fut même qu'assez avant dans la nuit que l'enfant commença à s'endormir.

Le 20 et le 21, calme sensible par rapport à l'extrême oppression et au spasme violent de la poitrine; mais, du reste, boursoufflement de l'abdomen avec tension et sécheresse; aridité de la peau; urines limpides, aqueuses, sécrétées en petite quantité; abattement et fatigue extrêmes, inappétence, constipation qui résiste à l'usage des lavemens indiqués, insomnie, agitation pendant les courts espaces d'un sommeil fréquemment interrompu.

Je fis continuer avec la plus grande exactitude les remèdes prescrits, et je témoignai aux parens toutes les craintes que m'inspirait l'état de cet enfant.

Du 22 au 25, une seule attaque continue, ou plutôt plusieurs accès qui se renouvellent à des intervalles très-courts, qui se rapprochent et se confondent; l'enfant paraît extrêmement abattu; il y a des momens de délire et de loquacité.

J'observai aussi d'assez fréquens soubresauts des tendons.

Je fis appliquer deux vésicatoires aux cuisses; je ne tardai pas non plus à en faire poser un très-large sur la poitrine.

Ces moyens, aussi bien que ceux qui avaient été mis en usage et continués jusqu'au dernier moment, autant du moins que le permettait l'indocilité de l'enfant, furent sans succès. L'état spasmodique de la poitrine, porté à un très-haut point, n'eut plus de relâche; la respiration, aux mouvemens de laquelle les muscles abdominaux, les épaules même concouraient avec des efforts sensibles, s'exécutait avec des cris plaintifs et pénibles à entendre; les lèvres, la bouche et la langue ne s'éloignaient de l'état naturel que par une pâleur et une sécheresse extrêmes, et cependant l'enfant refusait de boire. On essaya également en vain de lui faire prendre le sein d'une nourrice; le pouls devint continuellement intermittent, la poitrine se couvrit d'une sueur froide et visqueuse; la face se décomposa et prit l'aspect de la face appelée hippocratique, ce qui est très-rare à cet âge. Enfin le 25 au matin, l'enfant succomba au milieu de violentes attaques de convulsions.

Je regrettai de n'avoir pas pu faire l'ouverture

avec tout le soin nécessaire. Les circonstances firent que j'eus peu de temps; j'en eus cependant assez pour voir que la membrane de la trachée-artère était plus sèche, plus lisse, plus luisante qu'à l'ordinaire; que la substance même des poumons participait surtout à cet état : elle avait acquis une sorte de racornissement; le volume des poumons était diminué de plus de moitié.

Il serait à désirer que cette autopsie eût été faite avec plus de soin, et que les altérations cadavériques eussent été moins vaguement décrites.

Cinquième observation (1).

Le fils aîné du colonel D***, âgé de trois ans, d'un tempérament sec et nerveux, fut réveillé subitement dans la nuit par une toux sèche assez fréquemment répétée, et surtout par un sentiment très-pénible d'oppression et de resserrement à la poitrine : on me fit appeler en très-grande hâte.

Je trouvai l'enfant assis dans son lit, respirant très-difficilement, en proie à des toux fréquentes, suivies de vomituritions; les mâchoires étaient assez fortement serrées l'une contre l'autre; le pouls

---

(1) F.-J. Double, ouvr. cit., p. 320.

conservait presque son état naturel; les urines très-aqueuses coulaient en petite quantité.

Je fis faire des frictions avec l'éther sur la région thoracique; et, autant pour rompre l'état spasmodique de la poitrine que pour combattre l'état gastrique, je prescrivis trois doses d'ipécacuanha, de huit grains chaque, pour être prises à une heure d'intervalle. Il en résulta de grands efforts de vomissement, quoiqu'il y eût peu de matières vomies; et par suite de ces efforts il se manifesta une abondante transpiration qui servit de crise à l'accès.

Le soir de ce même jour il y eut un autre accès encore plus fort et qui dura plus long-temps; la respiration était si difficile et la constriction de la poitrine si forte, que l'enfant paraissait menacé de suffocation; la figure était livide; le pouls se montrait petit, profond et accéléré; il y avait d'ailleurs boursoufflement de l'abdomen, refroidissement des extrémités.

Je fis appliquer deux vésicatoires aux jambes; je n'osai point réitérer l'ipécacuanha, mais je donnai, à des époques très-rapprochées, une potion antispasmodique, dans quatre onces de laquelle j'avais fait ajouter deux grains d'extrait sec de quinquina, et vingt grains de musc dissous à l'aide d'un peu d'alcool; je prescrivis aussi des lavemens avec l'assa fœtida.

Deuxième jour de la maladie. On continue les mêmes moyens; la journée se passe sans accès considérable, mais avec une légère oppression continuelle; le pouls est toujours serré; les urines conservent le même caractère de limpidité; pendant trois jours, point de déjections alvines, malgré l'usage des lavemens, qui sont presque tous gardés.

Troisième jour. La nuit a été très-calme, et le sommeil bon; il n'y a plus d'oppression; la respiration s'exécute avec assez de facilité; il reste cependant un peu de gêne dans les actes de cette fonction, accompagnée d'une toux légère avec expuition d'une très-petite quantité de matières muqueuses.

Ces accidens, qui ont persisté pendant quelque temps malgré l'usage de deux purgatifs, et qui ont présenté les caractères d'un asthme ordinaire chronique, ont enfin cédé à l'application d'un vésicatoire au bras, et à l'usage continué pendant quinze jours de légères doses de quinquina combiné avec le musc et l'opium.

Sixième observation (1).

Une fille, âgée de vingt-trois ans, née dans un pays sec et montueux, d'un tempérament sanguin, d'une idiosyncrasie hépatique, pléthorique, sujette aux angines, à la ménorrhagie active, est, au commencement de février 1817, subitement atteinte d'anorexie, de dyspnée, d'une toux très-forte, fréquente, accompagnée d'un sentiment de titillation dans le trajet de la trachée et du larynx. La malade, faisant des efforts inouïs, expectorait avec douleur une abondante quantité de mucosités visqueuses, et n'éprouvait de soulagement qu'après avoir expulsé, par la bouche et les fosses nasales, une multitude de petits morceaux de sang noir coagulé, unis au même fluide à l'état liquide. Je fus consulté deux jours après l'invasion de la maladie; alors exaspération des symptômes antécédens, rougeur des pommettes, horripilations vagues, cependant pouls naturel. Diète, limonade végétale. Pendant la nuit insomnie, toux plus violente.

Le troisième jour, voix très-altérée et à peine

---

(1) J'ai déjà publié cette observation dans le *Journal compl. du Dict. des scien. méd.*, t. II, p. 369.

sensible, pouls plein. Régime sévère, saignée copieuse du bras droit; soulagement notable, mais vers le soir anxiétés extrêmes, même violence dans la toux, oppression, chaleur brûlante au larynx, face animée, pouls encore plus développé, plus d'expectoration sanguine, aphonie. Peu après, et momentanément, acte respiratoire plus libre, sensibilité de la paroi droite de la poitrine.

Le quatrième jour au matin, langue recouverte d'un léger enduit blanchâtre, soif vive; délire avec coexistence des autres symptômes. Application de cinq sangsues dans la région laryngée. Aussitôt après, la malade peut proférer des sons, déjà elle se croit guérie, déjà elle exprime son contentement; mais un quart d'heure après, retour de l'aphonie, la malade se fait entendre avec peine, respiration lente et rare, constriction des parois antérieures de la poitrine, principalement dans la direction du canal de la respiration; orthopnée, gêne très-grande dans la déglutition. Potion antispasmodique dont le camphre formait la base, frictions sur le larynx et les parois thoraciques avec un liniment éthéré. Après une heure, fonctions respiratoires plus faciles. Durant la nuit, toux souvent réitérée et sans expectoration, douleurs aiguës aux deux côtés du thorax, rendues plus fortes encore par le mouvement, contraction spasmodique du muscle occipito-frontal et des muscles des yeux. La potion et le liniment sont continués.

Le cinquième jour à quatre heures du matin, fréquence du pouls, chaleur sèche uniformément répandue sur la surface du corps, appétence, langue blanche et pâteuse, débilité extrême de tous les membres, altération du visage, simple raucité de la voix, disparition du spasme des organes de la respiration. Le soir, prescription de la même potion, rendue légèrement parégorique. Dans la nuit, point de toux, insomnie, frissons vers les deux heures, soif, douleurs pectorales toujours subsistantes, alternativement à droite et à gauche, d'autres fois des deux côtés au même instant, impression déchirante dans la continuité des jambes.

Le sixième jour, pouls le même que précédemment, un peu de toux sèche. Pédiluve très chaud. La malade ressent un relâchement excessif au centre épigastrique, et des anxiétés lorsqu'elle veut essayer de se tenir dans une situation verticale. La nuit, peu de sommeil.

Le huitième jour, mêmes symptômes. Potion hypnotique qui produit un peu de sommeil tranquille.

Le neuvième, timbre de la voix presque naturel; le matin, insensibilité absolue du derme chevelu dans la région occipitale et au vertex; le soir, retour de la sensibilité, suivie d'un froid glacial sur ces parties.

Le dixième, il ne reste plus qu'une faible toux sèche, qui ne revient qu'à des intervalles fort éloignés.

Le seizième, elle est plus fréquente, plus forte; il y a chatouillement au larynx, gêne dans la respiration.

Jusqu'au dix-huitième, point de changement apparent. Je prescrivis un vésicatoire à la nuque, j'insistai sur les substances médicamenteuses antispasmodiques et anodines, et sur les pédiluves; je conseillai à la malade d'aller respirer l'air de son pays. Elle y séjourna pendant huit jours. La raucité devint plus intense durant les trois premiers. Le vésicatoire fut appliqué le quatrième, et elle cessa fort peu de temps après.

Le trente-troisième jour, l'exutoire était presque sec, la pommade épispastique ayant, à dose assez forte, perdu le pouvoir de renouveler l'irritation. Chaque fois que la malade se baissait, elle éprouvait des nausées, des vertiges avec obscurcissement de la vue, ses jambes fléchissaient et elle tombait. Ces accidens disparaissaient aussitôt qu'on ramenait le corps à sa rectitude naturelle.

Le trente-quatrième jour, la toux subsiste toujours, et ne se répète toutefois qu'après de longues intermissions. Du reste, état sain de toutes les fonctions. La malade, encore pendant long-temps, est demeurée sujette à une toux sèche, irrégulière. J'aurais, selon l'usage de Millar, administré quelques doses d'écorce du Pérou, si la malade ne s'y fût pas refusée avec obstination.

Comme une multitude de médecins, même très-âgés, je ne connaissais cette maladie que par son histoire; aussi, ne voulant rien prendre sur mon compte dans une pareille occurrence, j'appelai en consultation un de mes confrères, lequel me confessa ne l'avoir non plus jamais rencontrée dans sa pratique. Nous vîmes conjointement la malade, jusqu'à ce que toute crainte de suffocation fût dissipée.

Au premier abord, et cette observation le démontre, je ne regardais point cette affection comme spasmodique. L'accroissement progressif des symptômes dans le principe voilait son vrai caractère; mais bientôt leurs variations en durée, en intensité, éclaircirent son obscur diagnostic, et je ne pus plus douter qu'elle ne fût celle connue sous le nom d'asthme aigu. Parcourons rapidement le tableau ci-dessus, et voyons combien les symptômes pathognomoniques étaient cachés et lents à se montrer.

Le deuxième jour de l'invasion, tout semblait

annoncer une hémorrhagie aiguë : tempérament sanguin et pléthorique, affections antécédentes, toux, dyspnée, titillation dans la région laryngée, oppression, rougeur des pommettes, horripilations vagues, altération des fonctions de l'organe de la voix, expectoration sanguine. Le sang n'était ni vermeil, ni écumeux, comme quand il vient des poumons; mais on voit quelquefois des hémorrhagies de la surface muqueuse du larynx, de la trachée-artère; et alors, selon la quantité de sang qui s'écoule, il y a peu ou nul sentiment d'ébullition ou d'ondulation, le fluide expectoré n'a plus la même couleur. Si la transsudation est lente, il se coagule sur la membrane laryngée, occasionne une respiration laborieuse, un chatouillement fatigant, et la terminaison de ces accidens n'arrive qu'après son émission. « La couleur fleurie du sang, son aspect écumeux, la toux pendant laquelle le sang sort à pleine bouche, sont autant de signes qui manifestent et caractérisent la maladie (l'hémoptysie); quand le sang vient seulement de quelques vaisseaux de la gorge, il est en petite quantité, foncé et point écumeux (1). »

(1) Machbride, *Introd. à la théor. et à la prat. de la méd.*, trad. de Petit-Radel, t. II, p. 275.

Le troisième et le quatrième jour au matin, cette affection paraît montrer une grande similitude avec la laryngite. Une hémorrhagie qui attaque violemment un sujet pléthorique, ne peut-elle pas, par un afflux considérable de sang, déterminer une vive chaleur dans la partie qui l'éprouve? c'est ce qui ne peut être mis en question. Un pareil état, on ne doit point craindre de le dire, est très-voisin de l'inflammation (1).

Septième observation.

Dans la matinée du 19 octobre 1824, une demoiselle âgée de 18 ans, née dans un pays montagneux, d'un tempérament sanguin, d'une idiosyncrasie hépatique, d'une forte complexion, bien menstruée, et ayant beaucoup d'embonpoint, s'abandonne à une gaîté presque extravagante et inaccoutumée, et est, le 21 au matin, soudainement attaquée d'une toux sèche si fréquemment réitérée, que l'intervalle qui existe entre l'inspiration et l'expiration était presque nul. A l'accroissement graduel de l'intensité de ce phénomène morbide

---

(1) Afin qu'on ne m'accuse pas de m'approprier les idées d'autrui, je ferai remarquer que ces réflexions ont été écrites en mars 1817.

se joignirent bientôt de la gêne dans la respiration, qui s'opérait d'ailleurs sans mélange d'aucun bruit, et un léger chatouillement de la membrane muqueuse laryngienne. Cette demoiselle me fit appeler le 21 septembre à sept heures du soir. Elle n'avait point cessé jusqu'à ce jour de vaquer à ses occupations ordinaires. Le pouls était dans l'état normal. Potion anodine, nuit calme.

Le 22 à sept heures du matin, renouvellement des symptômes antécédens, vive chaleur au larynx, respiration aucunement bruyante, urines rares. Dix sangsues à la partie antérieure et supérieure du cou, infusion de fleurs de bourrache miellée, pédiluve sipanisé, frictions sur les tégumens trachéliens et pectoraux, avec liniment qui contenait du camphre, de l'éther acétique et de l'extrait aqueux d'opium. Pendant la nuit, dyspnée, respiration entrecoupée de faibles gémissemens.

Le 23 à sept heures du matin, toux rare, gaîté, appétence. A midi, serrement-très douloureux de tous les organes respiratoires, notamment du larynx, plus de toux, cris continuels, agitation et anxiétés extrêmes, face colorée, gonflement des veines jugulaires, pouls irrégulier, langue blanchâtre. Réitération des frictions et du pédiluve, potion avec l'éther précédemment nommé et la teinture d'assa fœtida. Cessation complète des symptômes antécédens.

Vésicatoire entre les deux épaules, douze grains de sulfate de quinine en trois doses égales, données à une demi-heure d'intervalle; sommeil paisible.

Le 24, mieux-être sensible jusqu'à dix heures. Alors accès d'une heure environ, constriction si violente du larynx que la malade pousse les cris les plus aigus. A quatre et à sept heures du soir, paroximes pareils à celui-ci, précédés de pandiculations. Saignée du bras gauche, augmentation des doses des substances médicamenteuses du liniment. Refus de continuer de prendre du sulfate de quinine.

Le 25, accès aussi souvent répétés, aussi violens; mais ils ne durent qu'un quart d'heure ou une demi-heure au plus. Traitement semblable: la teinture de musc est substituée à celle d'assa-fœtida.

Le 26 au matin, convulsions du bras droit, et à midi des deux simultanément. Affaiblissement considérable du spasme des organes respiratoires, enrouement, bain tiède.

Les 27 et 28 le bras droit est toujours convulsivement agité aux mêmes heures. La durée du spasme n'est plus toutefois que de quinze minutes : allégement notable de la douleur concomitante, respiration moins pénible. Frictions hypnotiques et éthérées sur le membre convulsé, et, d'après le désir de la malade, saignée du bras droit.

Le 29, quatre accès qui sont à peine de cinq minutes. Le second a son siége dans le genou droit, le troisième et le quatrième dans le membre supérieur du même côté. Bain tiède.

Le 30, terminaison entière des paroxismes. La malade n'éprouve plus que de l'anorexie, un peu de raucité, et une fatigue dans les organes qui ont été le siége des convulsions.

Le 31, à huit heures du matin et à une heure de l'après-midi, le membre thoracique droit est de rechef spasmodiquement contracté, la première fois durant une demi-heure, et la seconde pendant vingt minutes. Une demi-once de quinquina gris de loxa, après la discontinuation de l'accès : ce remède est continué jusqu'au 5 octobre, mais à doses décroissantes. Guérison.

Huitième observation.

Une demoiselle âgée de 17 ans, sœur de la précédente, n'étant point encore menstruée, d'un tempérament sanguin, d'une idiosyncrasie gastro-hépatique, et qui a de l'embonpoint, se livre, le 18 octobre 1825, à une hilarité inhabituelle. A cette sorte d'accès de gaîté succède, après quelques heures, une toux excessivement fréquente, nullement suivie d'expectoration, une légère dyspnée, une faible constriction des muscles antérieurs du cou, et des contractions convulsives dans ceux des extrémités pectorales, mais fugaces et peu intenses. On m'appelle dans l'après-dînée. Frictions sur les tégumens qui recouvrent les organes où existe le clonisme avec un liniment composé d'huile d'amandes douces, d'éther acétique et de vin d'opium préparé par fermentation. Jusqu'à minuit calme parfait. Les phénomènes morbides précédens se reproduisent deux ou trois fois durant la nuit. Voix et bruit respiratoire naturels, urines peu abondantes.

Le 19 au matin, mixtion faite avec le sirop thébaïque, les eaux distillées de laitue, de menthe, et l'éther ci-dessus. Dès lors, fixation des spasmes aux deux épaules et aux doigts de l'une et l'autre main, constriction de la partie supérieure des parois de la poitrine, et persistance de celle du larynx; pouls irrégulier. Les paroxismes à cette époque affectent une périodicité assez régulière, et, pendant leur durée, la malade pousse quelques gémissemens.

Le 20, même force dans les symptômes. Moyens thérapeutiques semblables. Douze grains de sulfate de quinine. Nul amendement.

Le 21, dix grains de ce sel, onctions avec un liniment fortement laudanisé. Sous l'influence de cette médication, les accès diminuent progressivement, quoique avec une notable lenteur. J'ai discontinué toutefois l'usage du sulfate de quinine, qui m'a paru absolument sans effet.

Le 23, vésicatoire à la nuque.

Le 25, un des frères de la malade arrive, et la reconduit dans son pays natal. Quelques semaines après, j'ai appris qu'elle avait peu tardé à être complétement rétablie.

Neuvième observation.

Agée de 22 ans, d'un tempérament sanguin, d'une idiosyncrasie hépatique, d'un embonpoint assez remarquable, et née dans un pays montueux, une fille dont les menstrues s'étaient arrêtées sans cause connue peu après leur apparition, fut, le 25 octobre 1827, à onze heures du matin, à la suite d'une forte émotion, prise des symptômes ci-après : serrement violent et spasmodique des parois de la poitrine et du conduit aérifère, chaleur vive du larynx, orthopnée, agitation, efforts continuels et très-pénibles pour faire pénétrer l'air dans les bronches, penchement de la tête en avant, sorte de toux croassante d'une fréquence excessive, étouffement, dysphagie, cris aigus, coloration de la face et du cou en rouge-violet, tuméfaction de ces parties, pouls serré et irrégulier. Saignée du bras, pédiluve sinapisé, potion avec l'éther acétique et le sirop d'acétate de morphine. Prompte suspension de tous les phénomènes morbides exposés.

Le 26, dans l'après-midi, ils apparaissent derechef : rectitude de la tête ; la malade porte la main au larynx, comme pour en détacher un lien qui l'étreint. Mixture avec le sirop d'opium et la teinture de musc, frictions sur les parois thoraciques et la région trachélienne antérieure avec un liniment analogue à ceux que j'ai prescrits aux malades qui font le sujet des deux précédentes observations. A dix heures du soir calme parfait; nouvel accès vers les cinq heures du matin. Réitération des frictions, apposition d'un large sinapisme entre les scapulum. Une heure après, les mouvemens inspiratoires et expiratoires avaient repris leur liberté première. Réapparition du flux sexuel. Dès lors légères contractions convulsives de l'extrémité supérieure gauche.

Le 27, à six heures du soir, douleur déchirante et profonde depuis le coude du même membre jusqu'à l'épaule, laquelle fait jeter les hauts cris à la malade. Leur acuité était si grande, qu'elle répétait à tout moment : « Coupez-moi le bras ! coupez-moi le bras ! » Une friction très-anodine et éthérée enleva la douleur presque immédiatement, à la grande surprise et de la patiente et des assistans. Je l'engageai à se coucher diligemment, certain que bientôt elle allait s'assoupir, ce qui arriva effectivement dès qu'elle fut au lit. Le recouvrement de la santé était entier après huit jours.

La guérison des trois antécédentes malades ne s'étant jamais démentie, j'avais tout lieu d'espérer qu'il en serait de même de celle-ci. Cependant le 7 mai 1828, à huit heures du soir, resserrement spasmodique des parois pectorales et du cou; dyspnée extrême, voix rauque, toux sèche très-fréquemment répétée; chatouillement et chaleur du larynx, efforts impuissans de vomissemens; face rouge, anxiété, grande agitation, cris plaintifs, tête penchée en avant (la déglutition est facile, la langue nette, le pouls et l'inspiration naturels). Des frictions hypnotiques sur les tégumens thoraciques et trachéliens font en quelques minutes tout rentrer dans l'ordre physiologique.

Le 26 du même mois, mêmes phénomènes morbides à minuit. Frictions anodines. Tranquillité parfaite au bout d'un quart d'heure. Rhinorrhagie de quatre à cinq heures du matin. A sept, sensation légère de constriction au cou et à la poitrine, nausées. Diète, vésicatoire à la partie supérieure du sternum.

Le 28, à neuf heures du matin, la malade

se lève, s'occupe de diverses choses, même au dehors de la maison. A midi, respiration pénible; serrement douloureux de la base du thorax; pouls lent et irrégulier, abattement, inquiétudes (les fonctions du larynx sont libres). Frictions parégoriques sur le cou. Un instant après, sommeil léger, mais pénible.

Le 2 juin, rétablissement complet.

DEUXIÈME PARTIE.

NOTICE BIBLIOGRAPHIQUE

SUR L'ASTHME AIGU.

On voit bien, dans la succession des âges, quelques affections morbides, inobservées en certaines contrées, y apparaître sous l'influence d'une constitution atmosphérique inaccoutumée, y exercer de grands ravages quand elles sont contagieuses, épidémiques, et disparaître ensuite pendant un immense laps de temps. Mais les attractions planétaires, les causes productrices des phénomènes météorologiques, les organisations animales et végétales ne pouvant être sujettes à aucune mutation, le développement d'une maladie nouvelle me semble impossible. En effet, Hippocrate (1), Galien (2) et Cœlius Aurelianus (3) font mention

(1) Hipp. aph. — De aër. loc. et aq.

(2) Galen. Comment. in Hipp. aph. 26, sect. 3.

(3) Chron. lib. 3, cap. 1. De suspir. sive anhel. quem Græci asthm. voc., p. 71. Basil. 1529.

de l'asthme aigu dans leurs écrits. Etmuller (1), Harris (2), Simpson (3) et Home (4) en parlent également. Cependant nul médecin, avant Millar (5), n'en a donné une histoire détaillée. Depuis la monographie de ce dernier, on n'a publié à ma connaissance que trois dissertations sur le même sujet: la première est due à Rush (6), la deuxième à Cookson (7), la troisième à Dreyssig (8) (je les ai en vain fait chercher dans Paris et demander à Londres). Chalmers (9), Wichmann (10), Michae-

(1) Dissert. 10, de valetud. infant., p. 125, t. II. Lond., 1688.

(2) Tract. de morb. acut. infant., p. 18. Gen., 1227.

(3) Dissert. med. inaug. de asthm. infant. spasm. Edinb., 1761.

(4) An inquiry into the nature, cause and cure of the croup. Edinb., 1765.

(5) On the asthma and hooping-cough. Lond., 1769.

(6) On the spasmodic asthma of children. Lond., 1770.

(7) Dissert. de asth. infant. suffocat. Edinb., 1780.

(8) Dissert. de tussi convuls. et de asth. acut. infant. de Millar. Viteb. 1798.

(9) Account of the weather and diseases of South-Carolina. 1776.

(10) Sur l'asth. aig. périod. de Millar, et l'esquin. polyp. ou membran. (Analyse des *ideen zur diagnastik, etc., von J.-E. Wichmann,* par Brewer, dans la Biblioth. germ., t. 2.)

lis (1), M. Gardien (2), et plusieurs autres (3) se sont efforcés de bien différencier cette maladie du croup. Dans le *Dictionnaire des sciences médicales* (4), on lui a consacré un article de vingt-six lignes, en y comprenant la bibliographie. Le *Dictionnaire de médecine* (5) en offre un de quatre pages environ, dans lequel ses symptômes n'ont été qu'en partie exposés; de plus, on n'y propose pour la combattre aucune médication. Enfin dans le *Dictionnaire abrégé des sciences médicales* (6), on en trouve un de deux. Nul des articles de ces importans recueils ne paraît être le fruit de la pratique. M. Double, qui a publié deux cas d'asthme aigu, s'étonnait avec raison, il y a plus de seize ans (7), qu'on n'en trouvât aucun dans les livres des médecins français. Ce sont encore, avec celui que j'ai fait insérer dans le *Journal complémentaire* et les trois que j'ai recueillis depuis, les seuls, au-

---

(1) De angin. polyp. sive membran. Argent., 1778.

(2) Trait. d'acc., des malad. des femmes, etc., t. 4.

(3) Rapp. sur les mém. envoy. au conc. sur le croup, établ. par le gouvern. en 1807; par Royer-Collard.

(4) T. 2, p. 411.

(5) T. 3, p. 123. Paris, décemb. 1821.

(6) T. 2, p. 312. Paris, 1821.

(7) Ouvr. cit., p. 323.

tant du moins que j'ai pu m'en assurer, que possède notre littérature médicale. Je crois donc que malgré les publications que je viens de relater, il n'est point inutile de rédiger cet essai. J'ai fait usage de tous les ouvrages que j'ai pu me procurer, et si mon travail est incomplet sous le rapport bibliographique, j'espère qu'il le sera un peu moins sous les autres.

SYNONYMIE,

NATURE ET SIÉGE DE L'ASTHME AIGU.

Appelée *asthme aigu* par Millar, Chalmers et Dreyssig, cette maladie a été nommée *asthme spasmodique* par Simpson et Rush, et *asthme suffocatif* par Cookson. M. Mauclers, de Châlons-sur-Saône (1), adoptant les idées de Lieutaud (2), lui a imposé le nom de *catarrhe suffocant nerveux*. Ces quatre dénominations sont mauvaises : les trois premières annoncent simplement une lésion de la sensibilité nerveuse des poumons, et la dernière une phlegmasie de la membrane bronchique accompagnée d'une névrose pulmonaire. Le spasme étant fixé sur les poumons, les muscles du larynx (probablement aussi sur ceux du thorax), et sans concomitance phlogistique, j'aimerais mieux qu'on la désignât par l'expression plus convenable de *pneumolaryngalgie* (3), expression que je préfère, à cause de sa brièveté et de sa désinence

(1) *Voy.* sa dissert. inaug., dans la collect. des th. de Montpellier.

(2) Précis de méd.-prat., t. 1, p. 364. Paris, 1769.

(3) πνεῦμων, poumon, λάρυγξ, larynx, ἄλγος, douleur.

depuis long-temps usitée, à celle de *pneumothoraco-laryngose* que j'avais d'abord choisie.

Chalmers considère l'asthme aigu, ainsi que Millar et Vichmann, comme purement nerveux. Albers, neveu du médecin du même nom, dont le mémoire sur l'angine membraneuse a été couronné, ne le distingue nullement du croup. Il appuie son opinion dans son *Commentarius de diagnosi asthmatis Millari strictiùs definiendo*, cité par M. Bretonneau (1), de celles de Crawfort, Cullen, Rush, Underwood, Jelloly, Jeffrids, Noel et Albers oncle, aux noms desquels on peut joindre celui de Vieusseux, et ceux de M. Bricheteau (2) et Desruelles (3), lesquels ont donné chacun un excellent ouvrage sur le croup. Le dernier cherche à étayer son sentiment de la seconde autopsie dont Millar rend compte, et que voici : « J'ai vu, dit-il, dans le dernier degré de l'asthme, un enfant qui, après avoir éprouvé les plus violens symptômes, mourut le dixième jour, autant que je puis m'en rappeler. Il me fut impossible de me trouver à son ouverture ; mais j'ai

---

(1) *Trait. de la Diphth.*, p. 271. Paris, 1826.

(2) *Préc. analyt. du croup.*, p. 254. Paris, 1826.

(3) *Trait. théor. et prat. du croup*, 2e édit. p. 255. Paris, 1824.

su, par des personnes qui en furent témoins, que les vaisseaux de la plèvre, ceux de la surface des poumons et de la trachée étaient *pleins et paraissaient obstrués*; que les parties avaient une couleur livide, semblable à celle qu'on observe quand une inflammation dégénère en gangrène. J'ai su que les vaisseaux des bronches étaient remplis d'une substance blanche, dure et *gélatineuse*(1). » Oserait-on affirmer que cet enfant n'a eu ni pleurite, ni pneumonite, ni bronchite, et que la lividité des organes de la respiration n'était point un phénomène cadavérique dû à du sang rassemblé à leur partie déclive, par la pesanteur à laquelle les liqueurs animales sont soumises après la mort? Quelle confiance accorder à une nécroscopie de laquelle le narrateur ne parle que d'après des personnes qu'il s'abstient de nommer, et dont les résultats sont si vaguement rapportés? Elle ne peut évidemment fournir que des argumens défavorables à la similitude des deux maladies. Au reste, on doit louer la circonspection de M. Desruelles, qui, se fiant peu à la valeur de ses raisonnemens, indubitablement parce qu'ils ne sont point fondés sur l'observation clinique, n'a point

(1) Traduction citée.

oublié la pneumolaryngalgie dans son tableau comparatif des différentes affections qu'on peut confondre aveç le croup. La dissertation inaugurale de Crawfort (1) n'est qu'une compilation qui prouve clairement que l'auteur n'a étudié son sujet que dans les livres. Aussi doit-on être peu étonné qu'il y confonde l'asthme aigu avec le croup. Le rédacteur de l'article inséré dans le *Dictionnaire abrégé des sciences médicales*, croit que l'asthme suffocatif résulte d'une irritation ou d'une inflammation, tantôt primitive, tantôt sympathique du conduit aérifère, et, à l'exemple de Cullen (2), qui décrit la suffocation striduleuse et l'asthme de Millars sous le nom commun d'*esquinancie trachéale*, et de celui d'Albres neveu et oncle, qui le désignent sous celui de *trachéite*, il renvoie aux mots *Croup*, *Bronchite*, *Laryngite* et *Trachéite*. M. Bretonneau (3) regarde comme très-probable que le *pseudo-croup* en est le premier degré. La lecture attentive de ce travail ne laissera aucun doute, je l'espère, sur sa nature névralgique, qui d'ailleurs n'est contestée que par

(1) De cynanc. Strid. 1771.

(2) *Elém. de Méd.-prat.*, t. 1, p. 237. Paris, 1787. (Trad. de Bosquillon.)

(3) Lieu cité.

ceux qui ne l'ont point observé, excepté cependant par Rush, qui, après avoir cru à son existence, a pensé devoir se rétracter publiquement (1). Par malheur, l'asthme spasmodique ne sera point rayé, comme le veulent les auteurs précités, des cadres nosologiques. Il n'y a entre le vrai et le *faux croup* nulles différences importantes dans les symptômes *essentiels*. Le siége et la nature des deux affections sont les mêmes (2). Une maladie existe ou n'existe pas, et il est absurde de dire une *fausse maladie*. Rien n'éclaircit mieux un point de controverse médicale que des faits; je renvoie donc aux observations, surtout aux septième, huitième et neuvième, qui établissent d'une manière péremptoire l'erreur des adversaires de la non identité du croup et de l'asthme aigu. En effet, comment se pourrait-il que, tandis que l'ulcération de la membrane muqueuse du larynx et la carie de ses cartilages (phthisie laryngée) ne produisent que la raucité de la voix ou l'aphonie, une douleur très-supportable dans la région de l'organe vocal, une *tussicule*, une légère chaleur de la partie affectée, et parfois seulement de la dyspnée, une

(1) *Medical inquiries and observations*. Philad., 1794-1805, 2e édit., t. 2.

(2) Roche, dans Desruelles, ouvr. cit. p. 199.

faible accélération du pouls, une soif médiocre, un peu de sécheresse de la gorge et de la peau, et l'amaigrissement, une prétendue phlegmasie de la tunique du larynx, point assez vive pour augmenter la fréquence des contractions artérielles, pussent faire naître les formidables symptômes de l'asthme suffocatif? La coqueluche, le catarrhe *sec* et l'œdème de la glotte, dira-t-on, déterminent des phénomènes morbides très-saillans, quoique la phlogose des parties malades soit assez modérée. Cela est vrai; mais je répliquerai que leur intensité est fort éloignée d'être comparable à celle de ceux de l'asthme aigu; que l'inflammation, dans les deux premiers cas, occupe toujours une surface très-étendue de la membrane bronchique; que, dans le second, l'inspiration incessamment gênée par un obstacle permanent explique suffisamment ce qui se passe, et que, dans tous les trois, l'ouverture du corps est d'accord avec les symptômes phlegmasiques observés.

CAUSES PRÉDISPOSANTES ET OCCASIONNELLES

DE L'ASTHME AIGU.

Après avoir énuméré les maladies qui surviennent aux enfans à l'approche de la dentition, Hippocrate se borne, dans son vingt-sixième aphorisme, à signaler l'asthme aigu comme appartenant spécialement à ceux qui sont plus âgés. Dans son traité sur l'influence de l'air, des lieux et des eaux, et parlant de celles que produisent l'air saturé d'eau et les grands abaissemens de température, il range parmi ses causes le froid et l'humidité. Galien, dans ses commentaires sur l'aphorisme cité du père de la médecine, s'efforce vainement de les indiquer. Cœlius Aurelianus dit que l'asthme spasmodique sévit particulièrement en hiver, qu'il atteint moins souvent les femmes que les hommes, les enfans et les vieillards plus fréquemment que ceux d'un âge moyen. Etmuller croit, ce qui est au-dessous de toute réfutation, qu'il est pour l'ordinaire produit par *la surcharge de l'estomac et les mucosités flatueuses et acides qui s'y accumulent*. On lit dans la dissertation de Harris que *la toux n'est suffocante qu'à cause de l'abondance des fluxions qui se font sur les bronches, et de la difficulté qu'elles éprouvent à s'y soustraire*, et quelques autres assertions non moins erronées. Millar nous apprend que la description que Simpson nous a laissée de l'asthme des enfans est complète, qu'il parle lumineusement sur sa cause, mais que la pratique ne confirme pas les conjectures qui servent de base à son traitement.

L'asthme suffocatif atteint spécialement les enfans d'un an jusqu'à treize ; on le voit souvent se développer chez ceux qui sont récemment sevrés, notamment chez ceux de la classe la plus indigente, et il exerce rarement, dit Millar, ses ravages chez les adultes. Il affecte, ajoute-t-il, une préférence marquée pour les sujets lymphatiques, et qui ont un appétit démesuré. Sa dernière remarque est seule conforme aux miennes, car les personnes que j'ai eu occasion de traiter étaient sanguines-bilieuses. Il serait néanmoins aisé d'expliquer cette apparente contradiction, en rappelant que le tempérament des enfans pendant les six premiers mois qui suivent la naissance, bien que presque indéterminable, est toujours plus ou moins muqueux.

Tous les sujets pour lesquels j'ai été appelé étaient des filles pubères, excepté une ; ils avaient beaucoup d'embonpoint. Semblable à la Caroline méridionale, où Chalmers observait l'asthme aigu, à l'Angleterre, où Millar rassemblait ses observations, la ville que j'habite, lieu dans lequel les miennes ont été recueillies, est fréquemment brumeuse ; elles l'ont été pendant l'hiver et l'automne, époque de l'année où l'air atmosphérique se trouve presque toujours très-humide. J'ai vu toutefois la pneumolaryngalgie récidiver au mois de mai 1828 ; mais c'est sans doute parce que le printemps de cette année a été marqué par de brusques alternatives de froid et d'humidité. Les pays qui ont vu naître nos malades sont couverts de montagnes assez élevées. Au nombre des causes qui disposent à cette maladie, il faut donc ranger pareillement le sexe féminin, le tempérament sanguin, l'idiosyncrasie hépatique, l'abondance des tissus adipeux, les saisons automnale et hivernale, et l'habitation d'un climat froid et humide, principalement quand on est né dans un pays montueux.

Je me suis informé auprès d'un grand nombre de mes confrères du Châlonnais, s'ils avaient observé cette névrose de l'appareil respiratoire : tous m'ont répondu négativement.

SYMPTOMES

DE L'ASTHME AIGU.

Aussi grave que rare, l'affection spasmodique ci-dessus est, pour l'ordinaire, difficilement diagnostiquée, parce que des phénomènes morbides variés peuvent précéder ses symptômes caractéristiques. La première fois que Wichmann la vit, il en méconnut la nature, ainsi qu'un ancien médecin qui l'observait avec lui ; il lut le traité de Millar, et la considéra dès lors comme nerveuse. Ce ne fut qu'après la mort de l'enfant qu'ils reconnurent leur méprise; l'un et l'autre l'avaient prise d'abord pour une phlegmasie de la poitrine.

Suivant Millar, son invasion a lieu soudainement et souvent durant la nuit; les malades se réveillent en tremblant, avec le visage rouge, quelquefois livide, la respiration gênée, et des mouvemens convulsifs dans les viscères abdominaux. L'inspiration et l'expiration se succèdent rapidement, et s'exécutent parfois avec un bruit comparable à une sorte de croassement. Soit que ces symptômes disparaissent spontanément ou par les secours de l'art, le sommeil reparaît, la respiration redevient aisée, et le lendemain matin, lorsque cela n'arrive pas plus tôt, on voit apparaître un paroxisme plus intense et plus long que celui-ci. L'urine, limpide au commencement, est, vers le déclin de la maladie, légèrement nébuleuse ou troublée, se couvre d'une spumosité blanche, onctueuse, ou bien laisse déposer un sédiment *farineux*. Il y a constipation dans la majorité des cas. Le pouls conserve au début son rhythme habituel. Plus tard il survient du délire, des cris involontaires, des soubresauts dans les tendons. Si la pneumolaryngalgie n'est point combattue pendant le premier stade, les paroxismes se reproduisent avec plus de violence et à des distances moins éloignées, la voix devient rauque, les pulsations artérielles rapides, intermittentes, la respiration ne se fait qu'avec une extrême difficulté, l'abdomen se météorise, les extrémités se refroidissent, les yeux se cavent, des convulsions générales se déclarent, et la mort arrive peu de temps après.

Wichmann n'a vu qu'une seule fois l'asthme suffocatif se montrer pendant la virilité. Son début était toujours subit et point accompagné de frissons. Le premier jour, les enfans pouvaient sortir de la maison ; tout à coup se manifestaient un serrement du thorax, des angoisses, de l'agitation ; la toux était rare et rauque. Après quelques heures, la respiration commençait à devenir aisée, l'articulation des mots facile, et les petits malades pouvaient reprendre leurs amusemens. Il recommande de ne point se laisser tromper par ces insidieuses apparences, et poursuit ainsi : Après une intermission de douze, dix-huit ou vingt-quatre heures, les accidens réapparaissent, les épaules s'élèvent, tous les muscles qui servent à la respiration, même les abdominaux, se meuvent violemment, l'enfant change à tout moment de position, les tégumens faciaux prennent une teinte livide, la faculté de proférer des sons et celle d'avaler se perdent, et bientôt tout annonce une fin prochaine.

Les accès d'asthme aigu sont intermittens ou rémittens, et reviennent à des intervalles égaux ou irréguliers. Afin de mettre les praticiens à même de le reconnaître sous ses différentes formes, je joindrai aux symptômes antécédens : 1° pour en compléter les prodrômes, une toux sèche d'une excessive fréquence, accompagnée de chatouillement de la membrane muqueuse du conduit aérien, une sorte de gaîté morbide et une *laryngorrhagie;* 2° pour le plus haut degré, une chaleur brûlante au larynx, un resserrement spasmodique de ce canal, si fort et si douloureux, que les sujets, qui poussent les hauts cris, redoutent la suffocation; une respiration entrecoupée de gémissemens, l'inclinaison de la tête en avant ou sa rectitude; 3° pour la terminaison, une aphonie presque permanente, l'orthopnée, des douleurs poignantes dans la poitrine et les membres pelviens, l'insénsibilité du derme chevelu et sa réfrigération, et des convulsions partielles. Si Millar ne relate, ni la chaleur insolite de l'organe vocal, ni sa contriction convulsive, ni celle des parois thoraciques; si Wichmann se tait aussi sur ces deux premières circonstances, c'est, on n'en saurait douter, parce que celui-là n'a donné des soins qu'à des enfans trop jeunes pour qu'il pût les interroger, et que celui-ci n'a eu occasion que d'observer un seul adulte en proie à la pneumolaryngalgie.

Cette exposition des symptômes de l'asthme aigu indique manifestement la concomitance du spasme du tissu pulmonaire, du conduit aérien, du diaphragme, et des muscles pectoraux et trachéliens. Ce qui établit que les poumons, les bronches et le larynx sont tout-à-fait exempts d'inflammation, c'est que, lorsque l'anhélation est parvenue au plus haut degré, la respiration s'opère encore sans mélange des râles crépitant, muqueux, sibilant ou sonore; que la matière expectorée à la fin de l'attaque n'est jamais plus abondante que dans l'état physiologique, et que, par-dessus tout, l'autopsie cadavérique vient fortifier cette opinion.

RÉFLEXIONS

SUR LES SYMPTÔMES DE L'ASTHME AIGU.

De même que dans la plupart des maladies, les symptômes de la pneumolaryngalgie sont de deux sortes : les uns annoncent la souffrance de l'organe lésé ; les autres celle de ceux dont les sympathies ont été mises en jeu. Je vais les examiner en suivant autant que possible l'ordre de leur manifestation.

Toux fréquente, *sèche*, *titillation de la tunique bronchique.* Il est aussi facile de concevoir qu'une excitation anormale des nerfs pneumogastriques puisse accroître l'impressionnabilité de la surface muqueuse aérienne, donner naissance à une toux sèche, fréquemment répétée, et à un chatouillement, qu'à une simple irritation inflammatoire ou hémorrhagique de cette membrane, comme dans les bronchites légères et les pneumorrhagies aiguës.

Gaîté morbide. On pourrait rendre raison de ce phénomène singulier, en admettant que l'accomplissement imparfait des fonctions pulmonaires détermine momentanément la stase du sang dans l'appareil vasculaire encéphalique, et par suite une faible stimulation des fibres cérébrales.

Raucité de la voix, croassement. C'est au spasme du larynx, mais surtout à celui de la glotte, qu'on doit attribuer la respiration croassante et les modifications qu'éprouve le timbre de la voix; car la cause ne peut être ailleurs que dans l'organe où se forment les sons.

Constriction du thorax et du larynx, dyspnée, étouffemens, orthopnée, dysphonie, dysphagie. Les deux premiers symptômes sont évidemment dus à la perversion désordonnée de la sensibilité nerveuse des poumons, du canal aérifère, du diaphragme, et des muscles intercostaux et laryngiens; les troisième, quatrième, cinquième et sixième, au rétrécissement convulsif des voies qui donnent accès à l'air. Le spasme œsophagien a lieu par continuité de tissu.

Cris. Arrachés par la douleur, ils le sont semblablement par la crainte de la suffocation.

Chaleur brûlante du larynx, tuméfaction de la face et du cou, rougeur, lividité des mêmes parties. Ces phénomènes tiennent à une forte congestion causée par l'exécution pénible de l'acte respiratoire, et à l'incomplète oxigénation du sang. Un afflux hémorrhagique peut quelquefois concourir à l'explication de la production de la chaleur du larynx. (*Voy*. la 6ᵉ obs.)

Insomnie, *délire*. L'encéphale étant presque continuellement surexcité par la présence d'une quantité un peu trop grande de fluide sanguin, les opérations intellectuelles doivent nécessairement être troublées, et le sommeil nul; une concentration sanguine plus grande occasionnerait la somnolence.

Vomissemens, *vomituritions*. Ils n'ont guère lieu que chez les enfans. Effectivement, leur faiblesse et leur inexpérience étant un obstacle à l'expuition, le chatouillement de la glotte par la matière des crachats doit provoquer des contractions sympathiques de l'estomac et du diaphragme. Il se pourrait aussi, ce qu'on n'a cependant point encore vu jusqu'à ce jour, qu'une irritation concomitante de la membrane muqueuse stomacale fût la cause de ces phénomènes.

Intermittences du pouls. Elles indiquent une respiration gênée et périodiquement suspendue. Le cœur est forcé d'interrompre ses contractions, parce qu'il reçoit un sang point assez oxygéné, et conséquemment insuffisamment stimulant.

Convulsions partielles et générales. Tous les nerfs s'anastomosant entre eux, et jouissant d'une sensibilité aussi exquise qu'aisée à exalter, il n'est pas rare de voir dans les névroses portées à un haut degré, les convulsions s'étendre, avec la rapidité du fluide électrique, à quelques parties éloignées du siége de la maladie, ou envahir la généralité des muscles. J'en ai eu plusieurs exemples bien remarquables, même durant les névroses gastro-intestinales; mais je le dirai en passant, cela n'est pas commun.

AFFECTIONS

AVEC LESQUELLES ON PEUT CONFONDRE L'ASTHME AIGU.

L'ASTHME spasmodique, faute d'une bonne description, à cause du manque total de monographie en France sur ce sujet, ainsi que du silence des traités de pathologie générale, et des articles beaucoup trop restreints des trois dictionnaires de médecine imprimés dans notre patric depuis 1812, n'a probablement pu, dans un fort grand nombre de cas, être distingué du croup, de l'angine de poitrine, de la bronchite *sèche*, du catarrhc suffocant, de l'œdème de la glotte, etc. Ses symptômes sont, on vient de le voir, assez tranchés, et les intermissions ne permettent communément point, dès le second paroxisme, de suspendre son jugement : je dis communément, car quand ils sont rémittens et qu'on le voit pour la première fois, l'incertitude peut se prolonger plus long-temps, ainsi qu'on s'en convaincra par la lecture de la sixième observation consignée dans cet essai, et par le témoignage de Wichmam que j'ai fait connaître plus haut.

Le croup est l'affection qui ressemble le plus à

la pneumolaryngalgie ; mais il existe entre les symptômes pathognomoniques de l'un et de l'autre une grande dissemblance. Dans le premier, le timbre de la voix est sonore, ressemble, tantôt au gloussement d'une poule, tantôt à l'aboiement d'un petit chien, d'autres fois au chant d'un jeune coq, au son aigre qui sort d'un tube d'airain fêlé, au cri du canard, au glapissement du renard, et au bruit que fait une bouteille à goulot étroit lorsqu'on la vide du liquide qu'elle contient, etc. (1). Dans le second, il est naturel (*voy.* les 7e et 8e obs.), rauque, ou simule une sorte de croassement (2) ; dans l'angine membraneuse, l'inspiration est sibilante, le pouls très-fréquent ; dans l'asthme aigu, l'air pénètre sans bruit dans les poumons, le pouls est ordinairement concentré et irrégulier ; dans la laryngotrachéite, il y a assoupissement après les secousses de toux, expectoration de matières visqueuses et de pseudo-membranes, penchement de

---

(1) Lobstein, dans l'ouvr. cit. de M. Desruelles.

(2) On ne doit point être surpris que le timbre de la voix, dans ces deux maladies, ait parfois quelque ressemblance, puisque les modifications qu'il éprouve dans le croup tiennent à un spasme secondaire des muscles du larynx.

la tête en arrière (1) ou latéralement (2); les sujets avalent difficilement, et la tête ainsi que la poitrine sont couvertes d'une sueur froide et visqueuse; dans l'asthme spasmodique, le sommeil et l'expuition sont fort rares ou nuls, il ne se forme jamais d'exsudations membraniformes, la tête conserve sa rectitude accoutumée ou bien est penchée en avant, la déglutition est presque constamment aisée, et les malades ne suent pas; dans l'asthme de Millar, la face est quelquefois peu colorée, il y a, ce qu'on n'observe pas dans le croup, titillation et chaleur brûlante du larynx, resserrement spasmodique des parois pectorales, des cris aigus, d'horribles convulsions partielles; la langue est nette, la chaleur cutanée et la soif normales, et les malades, lorsque l'accès est terminé, se lèvent, parlent, boivent, mangent ave facilité, et vaquent même parfois à leurs affaires. Enfin la trachéite des en-

(1) Parent-Duchâtelet et L. Martinet, *Rech. sur l'infl. de l'arach. cérébr. et spin.*, Paris, 1815, obs. 6e, 22e, 26e, 30e, 35e, 36e, 37e, 38e, 41e, 45e, 50e, 53e, 54e, 66e, 75e 97e, 100e, 102e, 108e, 123e, 130e; et Senn, *Rech. anatomico-path. sur la ménig. aig. des enf.*, Paris, 1825, obs. 1re, 4e, 5e, 6e, 8e et 12e, ont vu le même symptôme accompagner l'arachnoïdite aiguë continue.

(2) Parent-Duchâtelet et L. Martinet, obs. 39e, 40e, 101e, 133e; et Senn, obs. 6e et 9e, ouvr. ci-dessus cités.

fans est toujours continue (1), souvent épidémique et compliquée de gastrite ou de gastro-entérite aiguës; l'asthme spasmodique, au contraire, est presque constamment intermittent, exempt d'inflammation gastro-intestinale concomitante, et la plupart des remèdes propres à sa curation sont très-pernicieux dans le croup.

Voici, selon l'auteur de la *Séméiologie générale*, les caractères qui différencient le croup de l'asthme spasmodique : « La maladie avec laquelle on a le plus généralement et le plus opiniâtrément confondu le croup, c'est sans contredit l'asthme aigu ou asthme spasmodique des enfans, si bien décrit par Millar et Rush, maladie bien différente du croup, et sous plusieurs rapports.

« Le croup et l'asthme spasmodique attaquent, il est vrai, les enfans depuis deux jusqu'à neuf ou dix ans; ils ont lieu principalement en hiver, et se déclarent le plus souvent à la suite du passage subit du chaud au froid et à l'humidité; ils règnent ordinairement d'une manière sporadique; la voix est rauque, la suffocation imminente; il y a des rémissions marquées, souvent régulières, etc. Mais dans l'asthme spasmodique, la toux est convul-

(1) Bricheteau, ouvr. cit.

sive, sèche et sans expectoration de matières visqueuses, ni de concrétions membraniformes, comme cela arrive dans le croup; la voix est altérée, il est vrai, dans l'asthme spasmodique, mais elle produit un son creux et sourd bien différent de ce que j'ai dit de la voix croupale.

»L'asthme spasmodique est sans fièvre; il revient par accès réguliers au bout de six, douze ou vingt-quatre heures; le malade ne peut guère respirer que sur son séant; il penche la tête en avant, etc., tandis que dans le croup il y a fièvre; la respiration est la même dans toutes les positions; on n'y observe que des rémissions imparfaites et qui n'ont rien de fixe; la tête est penchée en arrière, comme pour alonger le cou, etc.

» On peut encore, par le siége différent des deux maladies, marquer la distinction du croup avec l'asthme aigu, ce qui n'avait pas été noté. La lésion qui constitue le croup a son siége dans le larynx et la trachée-artère, tandis que celle qui donne lieu à l'asthme aigu des enfans se trouve dans la cavité même de la poitrine, dans le tissu du poumon. Aussi dans l'asthme spasmodique il y a un sentiment de constriction qui occupe toute la région thoracique, ce qui est bien différent de la constriction avec douleur fixe à la région trachéenne, ainsi qu'on l'observe pour le croup. » Cette citation a d'autant plus de valeur qu'elle est extraite du traité du croup d'un observateur aussi exact qu'érudit, traité dans lequel on trouve seize cas particuliers de cette maladie. (1).

Le rédacteur du mémoire analysé par Royer-Collard (2), sous le n° 27, s'exprime comme il suit :

« Il est une dernière affection qu'un grand nombre de praticiens ont regardée et regardent encore comme absolument de même nature que le croup, mais que l'auteur de ce mémoire en distingue soigneusement ; c'est l'asthme aigu des enfans décrit par Millar. Voici les signes sur lesquels il fonde cette distinction :

» 1° L'asthme aigu n'est pas épidémique comme le croup ;

» 2° La toux est rare pendant l'accès, et quand elle existe elle est plutôt sèche que rauque ;

» 3° La respiration est stertoreuse plutôt que sifflante ;

» 4° Les intermissions sont fortement prononcées et quelquefois long-temps prolongées ;

» 5° Les urines sont limpides pendant l'accès ;

» 6° Enfin lorsqu'on ouvre les individus morts

---

(1) Double, ouvr. cit., p. 313.

(2) Rapp. cit.

de cette maladie, on ne trouve point de concrétion dans le larynx ni dans la trachée. »

L'auteur du mémoire enregistré sous le numéro 45 (1) distingue avec le plus grand soin l'asthme spasmodique du croup.

Quelles maladies se ressemblent plus que la pleurite et la pneumonite, l'arthrite rhumatismale et l'arthrite goutteuse, certaines gastralgies et la gastrite chronique? et cependant qui oserait soutenir qu'elles sont identiques? Si Boissier de Sauvages a long-temps nui aux progrès de la science en décrivant de simples symptômes morbides pour des lésions organiques primitives, il serait dangereux de confondre les affections qui ont entre elles des rapports apparens. Les nuances morbides sont si variées et souvent si insensibles, qu'elles rendront toujours l'art de diagnostiquer extrêmement difficile.

Le catarrhe pulmonaire *sec* ne peut pas en imposer davantage pour la pneumolaryngalgie. En effet, il survient ordinairement à la suite d'une bronchite aiguë, quoique le contraire puisse avoir lieu; il débute par une toux sèche, qu'accompagne quelquefois une grande irritation, laquelle d'autres fois est à peine sensible, et qui tourmente les malades long-temps après la cessation de l'expec-

---

(1) Rapp. déjà cité.

toration ; la dyspnée est continuelle, et s'accroît à des époques très-irrégulières ; et si l'on applique le stéthoscope sur les points correspondans aux parties affectées, l'on entend un râle sibilant, surtout pendant les grandes inspirations.

Le catarrhe suffocant n'est que la terminaison d'une bronchite suraiguë, terminaison qui résulte de l'accumulation dans les canaux aérifères d'une énorme quantité de mucus, dont il est facile de constater l'existence par l'auscultation médiate. Il est en outre toujours continu, et accompagné de réaction fébrile.

Il serait possible de prendre la laryngite œdémateuse (1) pour l'asthme spasmodique ; mais cette erreur ne pourra avoir lieu, si l'on se ressouvient que dans la première, qui succède toujours à la laryngite aiguë ordinaire, jamais à la croupale, et qui suit une marche constamment chronique, nonobstant la raucité, l'extinction de la voix, les accès fréquens de suffocation imminente, etc., l'inspiration est sifflante ; que le malade se plaint d'éprouver dans la gorge la sensation d'un corps

(1) C'est ainsi que deux savans pathologistes, MM. Roche et Sanson, nomment l'œdème de la glotte, et j'adopte volontiers cette dénomination rationnelle. Voy. *Nouv. mélé. de path. méd.-chir.*, t. 1, p. 555. Paris, 1825.

qu'il cherche à avaler, et que l'index, porté à la base de la langue, reconnaît une tumeur molle au pourtour de la glotte.

Après les maladies antécédentes, c'est sans doute la névrose du cœur désignée sous les noms d'angine de poitrine, goutte diaphragmatique, sternalgie, sténocardie, syncope angineuse, et à laquelle je voudrais, ainsi que MM. Roche et Sanson, qu'on imposât la dénomination mieux appropriée de *cardialgie* (1), qui jusqu'aujourd'hui a dû être plus fréquemment confondue avec l'asthme aigu. Les symptômes de ces affections sont cependant très-distincts ; voici ceux de la sténocardie, d'après cinq observations que j'ai recueillies : d'abord, quoique pas constamment, douleur vive et même lancinante derrière le sternum ou à la partie supérieure du dos; constriction avec sentiment de dilatation dans la région du cœur , contractions fortes, fréquentes et tumultueuses de cet organe. Les accès, toujours intermittens, se reproduisent lors de l'émotion la plus faible et des mouvemens tant soit peu forts ou brusques. Lorsque la sternalgie a existé quelque temps, elle est souvent précédée ou accompagnée de l'agitation des extrémi-

(1) Ouvr. cit., t. 2, p. 143.

tés, d'élancemens dans une ou plusieurs articulations, les mâchoires, les globes oculaires, les oreilles, etc., de terreurs paniques, et de pleurs abondans et involontaires. La respiration se fait comme dans l'état normal, le rhythme du pouls est naturel, le facies conserve sa couleur physiologique, et n'est jamais gonflé, non plus que le cou. L'angine de poitrine dure indéterminément.

A l'autopsie on trouve, disent les auteurs, l'ossification des artères coronaires, des accumulations graisseuses dans le médiastin, sur le péricarde, sur le cœur, des coarctations des orifices de ce muscle et des gros vaisseaux qui en partent, et l'hypertrophie ou la dilatation de ses ventricules. Les trois derniers caractères anatomiques ne s'accordent aucunement avec les signes que m'a fournis l'exploration stéthoscopique.

Millar prétend qu'on confond quelquefois l'asthme spasmodique avec l'hystérie et l'épilepsie. Je crois qu'il est impossible de se méprendre à ce point. Les angines couenneuses et gangréneuses ne sauraient pas davantage le simuler.

On ne pourrait en dire autant des polypes de la trachée-artère et des bronches, qui ont été plusieurs fois pris pour le croup. On se mettra à l'abri d'une méprise si l'on fait attention à la lenteur et à la progression de leur développement, à la voix, qui est sourde, criarde, et à la matière des crachats, qui contient des débris de ces productions morbifiques. J'ajouterai que la membrane muqueuse sur laquelle ils sont implantés s'habitue peu à peu à leur présence, et qu'ils ne gênent que lorsqu'ils ont acquis un certain volume.

Engstroem crut voir dans les symptômes de l'angine membraneuse ceux d'un corps étranger arrêté dans le conduit aérien. Home rapporte une observation de Balfour dans laquelle on voit qu'à la section du corps d'une personne traitée par ce dernier, comme si elle eût été atteinte de croup, on trouva un morceau d'écaille d'huître à un pouce au-dessous de la glotte (1). Il se pourrait donc qu'un corps étranger dans la trachée pût faire croire à l'existence de l'asthme suffocatif : dyspnée légère, quinte de toux convulsive et violente, respiration râleuse et sifflante, altération de la voix, douleur locale dont le malade indique le siége avec la main; tels sont les phénomènes qui dénotent la présence d'un corps étranger dans la trachée-artère. Lorsque l'extraction n'en a point été faite, ces accidens se suspendent quelquefois entièrement. Mais la toux le déplace-t-elle, ou est-il

(1) Double, ouvr. cit., p. 333.

poussé par le fluide élastique expiré; la respiration devient aussitôt pénible, suffocante, il survient de l'anxiété, des mouvemens convulsifs dans les membres, et à chaque inspiration le canal aérifère se gonfle au-dessous de l'obstacle. Plus tard, l'air ne pouvant trouver une issue libre reflue dans les poumons, rompt quelques cellules bronchiques, comme Louis l'a le premier observé, s'insinue dans le tissu interlobulaire de ces viscères, passe dans le médiastin, et se porte jusqu'à la partie inférieure du cou, dont il rend le tissu cellulaire emphysémateux (1).

---

(1) Ceux qui désirent de plus amples détails sur les signes diagnostiques des corps étrangers dans la trachée, consulteront l'excellent *Traité des malad. chir.* de M. le baron Boyer, t. 7, p. 112 et suiv., 3e édit. Paris, 1824.

DURÉE, TERMINAISON ET PRONOSTIC

DE L'ASTHME AIGU.

L'ASTHME spasmodique dure, à l'état aigu, d'un à dix jours. Sa durée moyenne paraît être de huit. Extrêmement dangereux pour les enfans, il semblerait ne l'être pas autant pour les adultes; c'est au reste ce qu'on pourrait inférer de nos observations. Il est toujours sporadique, sujet à récidive (*voy.* la 9e obs.), et susceptible de revêtir la forme chronique (*voy.* la 6e). Il est à croire que sa longue persistance, en gênant la circulation pulmonaire, et en déterminant consécutivement la stase du sang dans le cœur, finirait par donner naissance au développement *hypertrophique*, ou à l'amincissement des parois des cavités de cet organe. L'envahissement des extrémités par le spasme est un signe favorable; trois fois je l'ai vu être suivi de la solution de la maladie. Mais si les premiers accès sont longs et très-douloureux, les intermissions rares, incomplètes; si la difficulté de respirer devient continue, si elle s'accompagne de croassement; si, en cherchant à avaler, le malade est menacé de suffocation, si le froid s'emparce des membres, si la face prend une teinte livide; si les conjonctives jaunissent, si la membrane muqueuse labio-linguale se sèche; si, en un mot, de violentes et fréquentes convulsions universelles se déclarent, le danger est imminent.

CARACTÈRES ANATOMIQUES

DE L'ASTHME AIGU.

Millar rend compte de deux nécroscopies. La première lui montra les poumons et tous les autres viscères sains; seulement le ventricule et les intestins étaient énormément distendus par des gaz, et les tégumens mous et œdémateux. Le larynx, la trachée et les bronches n'ont point été interrogés. La relation de la seconde, transcrite à l'article où je traite de la nature et du siége de l'asthme aigu, pour les raisons déjà déduites, n'a nulle valeur. Wichmann perdit un enfant en deux jours, et au moment où il s'y attendait le moins; il ne put obtenir la permission d'ouvrir le cadavre. Je regrette, avec M. Double (1), que l'autopsie qu'il a publiée ait été faite trop précipitamment, et ne puisse apporter aucun éclaircissement à mon sujet. (*Voy.* la 4e obs.)

On ne saurait trop recommander aux praticiens de ne pas laisser échapper les occasions de faire la

(1) Ouvr. cit., p. 320.

section des cadavres des individus qui succombent à la pneumolaryngalgie. Mon opinion toutefois est que des observations nécroscopiques ultérieures n'apprendront rien de plus, la cause matérielle des spasmes se dérobant toujours à l'œil de l'investigateur le plus exercé. Le parenchyme pulmonaire, les membranes bronchique, trachéale et laryngée, ne peuvent au surplus, dans les cas de cette espèce, que présenter des altérations dépendantes d'une lésion organique préexistante ou concomitante.

TRAITEMENT

DE L'ASTHME AIGU.

Ce n'est point assez pour le nosographe de rédiger soigneusement et avec bonne foi des histoires particulières, de donner une notice des ouvrages qui ont précédé le sien; de faire connaître la synonymie, la nature et le siége de l'affection pathologique qu'il a choisie pour sujet; d'en exposer, avec toute la lucidité dont il est capable les prédispositions, les causes occasionnelles, les symptômes, et de noter les raisons physiologiques des derniers; de la comparer avec les maladies qui offrent quelque similitude avec elle, de déterminer sa durée, d'apprendre ses terminaisons, d'établir son diagnostic, d'inscrire minutieusement les résultats fournis par la nécroscopie, et d'en tirer des conséquences pratiques; il faut encore qu'il fasse une énumération raisonnée des médications employées par ses prédécesseurs, et qu'il cherche à les perfectionner. Une telle tâche, je l'avoue, était au-dessus de mes forces; mais l'envie de remplir une lacune importante de la littérature médicale française l'a emporté sur le sentiment de ma faiblesse.

TRAITEMENT CURATIF.

Saignées générales et locales.

Les saignées générales, au commencement de l'atshme aigu, procurent un soulagement constant; néanmoins l'expérience m'a appris, de même qu'à Millar, qu'il n'est pas durable. J'ai fait apposer, sans en retirer un avantage plus marqué, des sangsues à la partie antérieure du cou. Cependant ne suffit-il pas que les déplétions sanguines produisent de l'amendement, même momentanément, pour qu'on les recommande? Gagner du temps et alléger les souffrances, c'est faire beaucoup quand la vie est en péril. Le médecin précité a donc eu tort d'abandonner la phlébotomie. Qui assurerait que les émissions de sang, indiquées par la saine raison pour combattre la congestion du cou et de la face, ne sont pas un des principaux moyens dont le médecin doive user? Le traitement d'une foule de maladies infiniment moins dangereuses que l'asthme suffocatif, est-il plus heureux? D'ailleurs les saignées, bien qu'elles soient l'arme la plus puissante qu'on puisse employer pour attaquer les symptômes phlegmasiques portés à un haut degré de violence, ne font-elles pas souvent qu'enrayer la marche des pneumonites, des pleurites, des méningites, etc.?

Stimulans diffusibles et hypnotiques.

Millar adressait fréquemment à la membrane muqueuse digestive, et à larges doses, l'acétate d'ammoniaque, et spécialement l'assa-fœtida. Il leur accorda une confiance que rien ne paraît justifier. Le dernier de ces agens thérapeutiques était aussi préconisé par Chalmers. Wichmann et le premier médecin cité ci-dessus conseillaient le musc. Ainsi que le camphre, il m'a semblé peu utile. J'administre avec un notable avantage, immédiatement après les déplétions sanguines, et même au début de l'affection, lorsque son intensité est modérée, l'éther acétique, l'opium et l'acétate ou le sulfate de morphine. Toutefois, donnés en petite quantité, ces remèdes n'apportent qu'un soulagement faible et passager; telle est au moins la conclusion à laquelle la pratique m'a conduit. Chalmers, avec les antispasmodiques, prescrivait aussi l'opium, et il ne connaissait aucun médicament qui agît plus efficacement; mais je l'ai ignoré jusqu'au moment où j'ai fait des recherches sur la maladie dont je trace l'histoire. Le *liniment anodin* de Millar contenait-il une préparation opiatique? Si cela était, il ne l'eût certainement pas passé sous silence, d'autant plus qu'il n'a pas cru indifférent de mentionner des moyens de curation d'une utilité très-secondaire, et qu'il donne la même épithète au musc, qui à coup sûr ne jouit point de cette propriété, si l'on conserve au mot anodin son acception ordinaire. Une seule fois M. Double a ordonné de l'opium, encore la maladie était-elle depuis *quelque temps jugée*. Les frictions hypnotiques sont d'une efficacité moins chanceuse et plus prompte que les mixtures somnifères, parce que l'opium introduit dans l'organisme par la méthode ïatraleptique, agit souvent presque soudainement, tandis qu'à l'intérieur son effet se fait attendre à peu près deux heures (1). Je dois avertir que cet effet est moins tardif encore lorsque, écartant

---

(1) *Voyez* dans *le Journ. complém.*, t. 15, p. 246, mon article intitulé : *Empoisonnement produit par le vin d'opium*, suivi d'une notice sur quelques phénomènes jusqu'ici non décrits, qui résultent de l'action des diverses préparations opiatiques administrées, soit à l'intérieur, soit en frictions. Depuis cette publication j'ai cru m'apercevoir que les frictions opiacées agissent avec une célérité d'autant plus grande, qu'elles sont pratiquées sur une partie moins distante de l'encéphale.

l'huile d'amandes douces qui obstrue les porosités cutanées et nuit ainsi à l'absorption, on frictionne les parties avec une solution d'extrait thébaïque, ou du laudanum liquide de Sydenham, simplement mixtionné avec l'éther.

Dérivatifs cutanés.

Les irritations révulsives de la peau sont d'une grande utilité. Je mettrai au premier rang la rubéfaction et la vésication de l'espace compris entre les deux omoplates, et au second les pédiluves et les manuluves rendus irritans par l'addition de la poudre de moutarde, de l'acide hydrochlorique, des sous-carbonates de soude ou de potasse, etc. C'est après les saignées que les sinapismes et les vésicatoires conviennent. Je ne regarde les bains de pieds et de mains que comme des auxiliaires; c'est pourquoi je borne leur usage à la période d'invasion. On n'oubliera pas que les stimulations thérapeutiques devant, pour devenir fructueuses, être supérieures à l'intensité morbide, on ne doit pas craindre de donner de grandes dimensions aux topiques ci-dessus. Un seul suffit ordinairement, parce que l'asthme spasmodique parcourt ses stades avec rapidité. Son passage à la chronité exige une irritation prolongée et suppurante, soit à la nuque, soit sur les parois pectorales.

Bains tièdes.

Les bains tièdes généraux sont contre-indiqués par le gonflement de la face et du cou, et à plus forte raison par leur coloration rouge ou violette. Leur emploi peut être permis lorsque ces phénomènes n'existent pas; mais il faut avouer qu'ils sont d'une utilité très-minime. Pour prouver le danger des bains tièdes dans les congestions des parties désignées, je ne crois pouvoir mieux faire que de reproduire ici ce que j'ai écrit à ce sujet à la fin de 1823 : « Il y a entre la façon d'agir du calorique qui se dégage lors de la combustion, et celle du même fluide émané du soleil, une entière similitude; motif pour lequel nous nous abstiendrons sur ce point de tous raisonnemens. Cependant, avant de passer outre, nous ferons remarquer que rien ne fortifie mieux ce que nous avons exposé au paragraphe antécédent, touchant la réalité de la raréfaction des liqueurs animales, que l'aspect d'un individu plongé dans un bain tiède, spécialement de celui qui en prend un de vapeurs sulfureuses ou aromatiques, ou bien qui est placé dans une étuve : la surface tégumentaire, partout gonflée, l'est particulièrement à la face et au cou. Là, on observe une vive rougeur, un grand développement des tubes veineux et artériels ; la diastole et la systole des carotides et des temporales s'exécutent avec une vitesse et une force inaccoutumées ; les yeux brillent et semblent saillir davantage qu'à l'ordinaire ; la vision se fait péniblement; la sueur coule abondamment ; en somme, on accuse dans l'encéphale et les parties précitées une chaleur insolite, accompagnée d'un sentiment de distension. A quoi attribuer l'apparition de ces phénomènes, si ce n'est à la dilatation du sang et à sa température augmentée par le calorique en contact avec la périphérie du corps ? à la réplétion des conduits vasculaires de la tête, répliquera-t-on vraisemblablement. Mais cette plénitude ne résulte-t-elle pas elle-même du passage dans la masse sanguine de quelques particules de ce fluide impondérable, qui, en la raréfiant, affaiblissent sa pesanteur spécifique, et lui communiquent une légèreté insolite, en vertu de laquelle elle se porte constamment et inévitablement en haut? Cette explication ne paraîtra nullement hasardée, si l'on se ressouvient que des expériences thermométriques exactes (1) prouvent que la chaleur hu-

(1) *Journ. de phys.*, t. 71, p. 289.

maine, dans une étuve chauffée à 86° Réaumur, s'élève de 2 à 5° et demi au-dessus de ce qu'elle est dans l'état naturel (1).

Antipériodiques.

J'ai traité sans succès la maladie que je viens de décrire avec la poudre d'écorce péruvienne et le sulfate de quinine donnés pendant l'intermission. J'étais loin de m'attendre à la complète nullité de ces célèbres antipériodiques, Millar ayant beaucoup vanté le quinquina dans son opuscule.

Régime alimentaire.

Les alimens doivent être pris en très-petite quan-

---

(1) *Coup d'œil sur la pléthore par raréfaction* (Mémoire inédit.) Dans ce mémoire, adressé le 13 juin 1824 à M. Roux, pour être présenté à l'Académie royale de Médecine, j'ai analogiquement démontré, et contre l'opinion générale, que la température des habitans des régions chaudes doit être plus élevée que celle de ceux qui habitent les climats froids. Des expériences faites par M. John Davy au Cap de Bonne-Espérance, à Port-Louis, à Colombo, à Suffragan, à Dombéra, à Kandy, et publiées par ce célèbre expérimentateur vingt-un mois après l'envoi de mon travail (Edinb. *Philosop. Journ.*), ont péremptoirement établi ce que j'avais avancé. Qu'on me permette de réclamer la priorité.

tité, et choisis parmi ceux qui jouissent d'une grande digestibilité.

Selon l'exigence des cas, Millar donnait des carminatifs, du carbonate de fer, de la magnésie décarbonatée, et de légers laxatifs, desquels il paraîtrait néanmoins que l'on a fort peu à se louer.

Lorsque la convalescence est décidée, si le malade est né sur un sol montueux, et que la rigueur de la saison ou toute autre cause ne s'oppose pas à ce qu'il y fasse un voyage, on doit se hâter de l'y engager; rien n'est plus propre à assurer sa guérison. S'il en était éloigné, ou s'il était né sous un ciel brumeux, l'habitation d'un lieu sec et élevé ne serait pas moins une indication fort importante à remplir.

Traitement prophylactique.

On pourrait disserter longuement sur les moyens propres à prévenir le développement de l'asthme aigu, sans autre avantage que d'alonger inutilement cet essai. Effectivement, entre les causes qui le favorisent, il en est qui ne peuvent point être écartées, tels sont l'âge, le sexe, les dispositions *idiosyncrasiques*, etc. Tous les conseils prophylactiques se réduisent donc à se soustraire à l'humidité, surtout lorsqu'elle est froide, à se vêtir plus chaudement qu'à l'ordinaire quand on quitte un pays sec et montagneux pour en habiter un brumeux, et à ne s'y établir, si cela est possible, ni en automne ni en hiver, l'acclimatement étant plus facile au printemps et en été.

Les moyens préservatifs préconisés par Millar, sont si vagues et si souvent contraires aux véritables préceptes de l'hygiène, que je n'en ferai nulle mention. Après avoir dit au chapitre où il expose les causes de la pneumolaryngalgie qu'elle sévit ordinairement dans les temps humides, pendant les vicissitudes de l'atmosphère, et lorsque le mercure descend dans les tubes, comment a-t-il pu recommander l'usage habituel des bains froids?

FIN.

TABLE DES MATIÈRES.

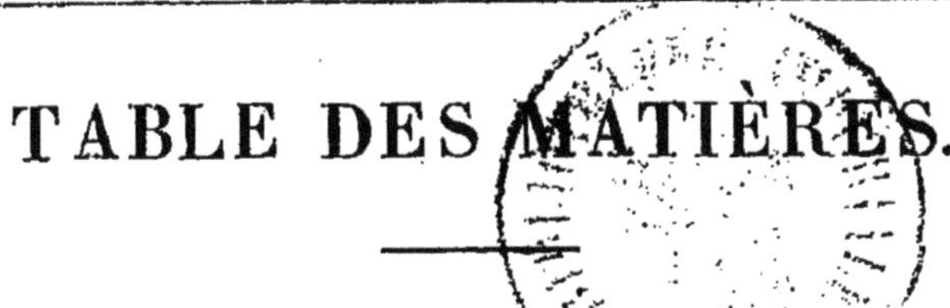

PREMIÈRE PARTIE.

HISTOIRES PARTICULIÈRES

DEUXIÈME PARTIE.

FIN DE LA TABLE.

www.ingramcontent.com/pod-product-compliance
Ingram Content Group UK Ltd.
Pitfield, Milton Keynes, MK11 3LW, UK
UKHW021508270726
13994UKWH00012B/902

9 782329 123271